[MI]NISTÈRE DE L'INTÉRIEUR.

[ASILE I]MPÉRIAL DES CONVALESCENTS
DE VINCENNES

CONFÉRENCES
POPULAIRES

SOUS LE PATRONAGE DE S. M. L'IMPÉRATRICE.

RAPPORT

A S. EXC. LE MINISTRE DE L'INTÉRIEUR.

PARIS
LIBRAIRIE CLASSIQUE DE PAUL DUPONT
Rue de Grenelle-Saint-Honoré, 45

1867

CONFÉRENCES

POPULAIRES

SOUS LE PATRONAGE DE S. M. L'IMPÉRATRICE

Paris. —Impr. Paul Dupont, rue de Grenelle-St-Honoré, 45

MINISTÈRE DE L'INTÉRIEUR.

ASILE IMPÉRIAL DES CONVALESCENTS
DE VINCENNES

CONFÉRENCES
POPULAIRES

SOUS LE PATRONAGE DE S. M. L'IMPÉRATRICE.

RAPPORT

A S. EXC. LE MINISTRE DE L'INTÉRIEUR.

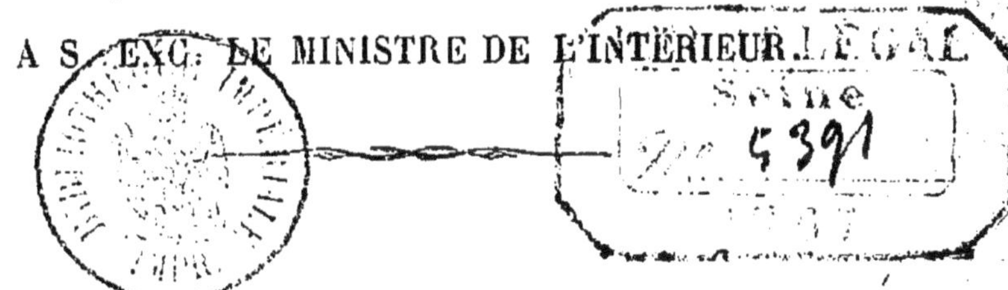

PARIS
LIBRAIRIE CLASSIQUE DE PAUL DUPONT
Rue de Grenelle-Saint-Honoré, 45

1867

ASILE IMPÉRIAL DES CONVALESCENTS
DE VINCENNES

CONFÉRENCES POPULAIRES

SOUS LE PATRONAGE DE S. M. L'IMPÉRATRICE.

RAPPORT

A S. EXC. LE MINISTRE DE L'INTÉRIEUR.

MONSIEUR LE MINISTRE,

L'arrêté par lequel Votre Excellence a organisé les Conférences de l'Asile Impérial de Vincennes dispose que, deux fois par an, il vous sera présenté périodiquement, par les soins de la Commission spéciale chargée de cette organisation (1), un rapport sur la marche de l'institution.

Conformément à cette prescription, la Commission a l'honneur de soumettre à Votre Excellence le compte rendu des conférences faites à l'Asile Impérial depuis le 29 avril 1866, date de leur inauguration, jusqu'au 31 décembre de la même année.

---

(1) Cette commission est composée de :

MM. Ph. de Bosredon, conseiller d'État, secrétaire général du ministère de l'intérieur, président;
Charles Robert, conseiller d'État, secrétaire général du ministère de l'instruction publique, membre de la Commission consultative de l'Asile de Vincennes;
Boivin, maître des requêtes au conseil d'État;
Boyer de Sainte-Suzanne (baron de), sous-préfet de Sceaux;
P. Bucquet, inspecteur général des établissements de bienfaisance;
Piétri, attaché au secrétariat des commandements de S. M. l'Impératrice;

Par ce premier travail, la Commission s'est proposé de se rappeler l'origine et le but de l'institution, d'apprécier le résultat de la période écoulée, le mouvement littéraire qui en a été la conséquence, et la part qui revient à chacun dans le succès de l'œuvre. Elle a pensé que ce travail d'ensemble mettrait les professeurs appelés successivement à occuper la chaire de l'Asile en mesure de mieux apprécier les bienfaits de l'institution, d'en mieux suivre la marche et de se convaincre plus aisément, qu'en faisant appel à leur

---

Perdonnet, directeur de l'École impériale centrale des arts et manufactures, président de l'Association polytechnique;

Marguerin, directeur de l'École municipale Turgot;

Reboul-Deneyrol, directeur de l'Asile Impérial de Vincennes;

Martelet, professeur à l'École impériale centrale des arts et manufactures;

Menu de Saint-Mesmin, préfet général des études au collége Chaptal;

Le Loup de Sancy, auditeur au conseil d'État, secrétaire.

dévouement en faveur de la classe ouvrière, S. M. l'Impératrice les avait associés à l'une des créations les plus utiles émanées de son initiative.

Pénétrée de cette pensée, la Commission a été conduite à donner à ce premier rapport plus de développement que n'en comporteront probablement les rapports ultérieurs.

S. M. l'Impératrice s'inspirant d'un profond sentiment d'humanité et de sagesse, a voulu que les ouvriers convalescents trouvassent dans l'asile où ils viennent recouvrer leur santé quelque vie intellectuelle et cette excitation saine que cause le tableau des grandes vérités sociales, morales et scientifiques sur lesquelles l'homme et la société doivent s'appuyer pour marcher avec sécurité.

Mgr Darboy, dans sa conférence d'inauguration, a indiqué, avec une grande précision, le point lumineux vers lequel l'œuvre doit incessamment se diriger. Il a dégagé la responsabilité individuelle de tous les liens de l'assistance étrangère et en a fait la principale règle de conduite de l'homme.

S'il est une doctrine féconde en résultats, c'est certainement celle qui fait à chaque individu un devoir de tirer de son propre fonds toutes les ressources qui s'y trouvent; qui le pousse à s'instruire, à augmenter ses moyens de travail par sa propre expérience, et à alléger ainsi la société des soucis qu'elle est obligée de prendre et des sacrifices qu'elle est conduite à s'imposer, pour suppléer à la faiblesse des uns et à l'incapacité des autres.

Sous la vive impulsion du gouvernement de l'Empereur, des efforts incessants ont été appliqués aux diverses branches de l'enseignement, pour les fortifier, les étendre et en assurer les bienfaits à la population. Indépendamment des écoles officielles, des cours nombreux ont été créés par des associations particulières. Aussi a-t-on vu s'opérer dans les esprits un mouvement très-prononcé en faveur de l'enseignement, devant lequel les limites de l'ignorance reculent de plus en plus.

Ce mouvement a deux caractères : il tend à multiplier les écoles et les cours d'enseignement mis à la portée de la population, et à répandre parmi les travailleurs les bons livres, dont la lecture peut contribuer à leur conserver l'instruction puisée aux écoles primaires ; il tend en second lieu à faire arriver jusqu'à eux, sous des formes simples, méthodiques, le résultat d'études et de recherches scientifiques qui intéressent leurs professions.

Ces deux tendances répondent aux besoins de la situation.

L'une des conditions de succès de cette diffusion de l'instruction, c'est qu'elle soit éclairée et guidée par le bon sens et par la connaissance des lois économiques du travail. Ces lois, il faut bien le reconnaître, ont été fréquemment troublées, contestées même, et il est resté de ces désordres, des préventions qui soutiennent encore les doctrines du socialisme et du communisme, en semant dans les rangs des travailleurs des illusions d'autant plus dangereuses qu'elles suppriment la responsabilité individuelle, l'énergie de l'initiative, les soucis de la lutte et de la concurrence.

L'œuvre qui s'adresse à de telles erreurs pour les combattre, qui défend la liberté du travail, qui prend corps à corps l'illusion vaine et décevante, qui va, la lumière à la main, éclairer les voies du travailleur, cette œuvre est bonne, et c'est celle des *Conférences populaires de Vincennes.*

Oui, il y a des erreurs à dissiper dans la classe ouvrière, et c'est dans ce but que tant d'hommes éminents ont répondu à l'appel de l'Impératrice ; qu'ils ont consenti à monter dans cette chaire modeste de l'Asile Impérial, qu'entourent successivement des milliers d'ouvriers de la capitale. C'est en poursuivant cette utile mission qu'ils ont doublé l'asile de la santé d'une *Académie populaire*, d'où leur parole peut se répandre jusqu'aux extrémités de l'Empire par la voie de la publication.

L'Impératrice a pris le soin d'indiquer elle-même la direction que les conférences devaient recevoir. Vivement pénétrée de la nécessité d'encourager chez les ouvriers l'étude des questions économiques et sociales que le travail suscite, Sa Majesté a demandé que ces questions eussent la priorité dans le programme des conférences.

L'hygiène venait ensuite. Les sciences n'étaient point écartées ; mais il était recommandé de ne leur emprunter que les notions les plus propres à entrer comme guides dans la vie professionnelle des ouvriers. L'histoire, la biographie et les grandes découvertes devaient fournir la preuve des immenses bienfaits apportés à l'humanité par le travail persévérant, intelligent, par ces hommes utiles dont notre patrie s'enorgueillit à tous les siècles de son histoire.

Pendant les huit mois qui se sont écoulés du 29 avril au 31 décembre 1866, il a été fait à l'Asile quatre-vingt-douze conférences, non compris la conférence de Mgr l'archevêque de Paris, dont il a été question plus haut. Ces conférences se distribuent, d'après l'ordre des matières, de la manière suivante : 48 conférences sur l'économie politique, 7 sur l'hygiène, 18 sur les sciences, 6 sur la morale et l'instruction, 10 sur l'histoire et la biographie, 2 sur la littérature, 1 sur le droit usuel.

Quelque aride que soit une nomenclature d'auteurs et d'écrits, la nature même de ce compte rendu la rend nécessaire pour mettre dans tout son éclat le fécond mouvement d'études et d'observations auquel l'institution a donné lieu.

Économie politique. — Vingt et un professeurs ont pris la parole sur des questions économiques.

M. Wolowski, membre de l'Institut, professeur au Conservatoire impérial des arts et métiers, a fait quatre conférences sur les questions suivantes : *Notions générales d'économie politique; une Visite à l'Exposition universelle de Londres en 1852; la Monnaie et les Métaux précieux; Coalitions et Grèves.*

M. Baudrillart, membre de l'Institut, professeur au collége de France, a pris cinq fois la parole et choisi pour sujets de ses entretiens : *la Vie de Jacquart et les Machines; Luxe et Travail; le Travail de la femme et sa situation dans l'Industrie; l'Argent et ses Critiques; la Propriété.*

M. Egger, membre de l'Institut, professeur à la Sorbonne, a fait *l'Histoire du Papier dans l'antiquité et dans les temps modernes.*

M. Paul Janet, membre de l'Institut, professeur à la Sorbonne, a examiné *le Travail comme moyen de moralisation de l'homme.*

M. Perdonnet, directeur de l'École impériale centrale des arts et manufactures, président de l'Association polytechnique, a donné *l'Histoire des Chemins de fer*, et traité de l'*Instruction populaire et de son influence sur le travail.*

M. Batbie, professeur à la faculté de droit, a parlé sur *l'Assurance.*

M. Aucoc, maître des requêtes au Conseil d'État, professeur à l'École des ponts et chaussées, a fait *l'Histoire des Voies de communication.*

M. Joseph Garnier, professeur à l'École des ponts et chaussées, a exposé ses vues sur *la Liberté commerciale*, sur *les Salaires et les Coalisations*, sur *la Propriété*, sur *l'Utilité des connaissances économiques pour tout le monde*, et sur *le Capital.*

M. Bérard, professeur à l'École Turgot, a donné une étude sur *les divers procédés d'Éclairage au point de vue économique*, et sur *la Cellulose dans les plantes textiles, au point de vue de l'économie domestique.*

M. Menu de Saint-Mesmin, préfet général des études au collége Chaptal, a examiné les conditions de *l'Ouvrier autrefois et aujourd'hui.*

M. Ernest Morin, professeur au collége Chaptal et à l'École Turgot, a fait deux conférences : sur *le Génie et les Richesses de la France,* et sur *le Travail en France.*

M. Tarnier, inspecteur de l'Université, a exposé *les avantages du Système métrique au point de vue de son adoption universelle en* 1867.

M. Jules Duval, publiciste, a traité des *Sociétés coopératives,* des *Logements d'ouvriers* et des *Sociétés coopératives de crédit.*

M. Levasseur, professeur au lycée Napoléon, a donné quatre études : sur *l'Épargne et la Prévoyance,* sur *l'Assistance mutuelle,* sur *l'Intelligence et la Matière comme moyens de production,* et sur *l'Assurance.*

M. Simonin, ingénieur des mines, a fait quatre leçons : sur *le Mineur des houillères,* sur *le Mineur de la Californie,* sur *les Cités ouvrières,* sur *l'Or et l'Argent au point de vue de leur influence sur la civilisation du monde.*

M. Gaumont, publiciste, a donné *l'Histoire de la mesure du Temps au point de vue de l'économie sociale.*

M. Bauderon, de Vermeron, artiste peintre, a fait une leçon sur *l'Art appliqué à l'industrie.*

M. Félix Hément, professeur à l'École Turgot, a donné une étude sur *les Cours d'eau au point de vue agricole, industriel et commercial.*

M. Tresca, sous-directeur du Conservatoire des arts et métiers, a exposé *l'Histoire du Conservatoire des arts et métiers, et l'influence de son enseignement sur l'industrie française.*

M. Émile Dupuich, avocat à la Cour impériale de Paris, a traité du *Contrat d'apprentissage dans ses rapports avec le travail.*

M. de Lapommeraye, chef du service des pétitions au Sénat, a fait deux conférences sur les *Sociétés de secours mutuels*, deux sur *la Femme de l'ouvrier au point de vue de l'économie domestique et du bien-être de la famille*, et une sur *les Illusions populaires*.

M. Lavollée, ancien chef de bureau au ministère de l'intérieur, administrateur de la Compagnie générale des Omnibus, a fait une conférence sur les *Expositions*.

Toutes ces matières sont graves, bien choisies parmi les plus instructives, les plus substantielles et les moins propres à se prêter à un alliage avec la simple imagination. Elles mettent en lumière des vérités sociales délicates à saisir et à manier, mais qui sont d'un intérêt capital. Elles présentent, dans leur ensemble, un vaste champ de recherches pour les habiles explorateurs qui avaient offert d'y appliquer leur expérience et leurs lumières. La vie de l'ouvrier touche à chacune de ces questions, elle en subit l'autorité ; elle en est, pour ainsi dire, la résultante heureuse ou malheureuse, selon que le travailleur a su se conformer aux règles de conduite qui en découlent et que nul ne pourrait impunément violer. Le capital, le salaire, l'épargne, la prévoyance, l'association, la coopération avec ses nombreuses variétés ; l'histoire du travail, le crédit, la concurrence, la liberté du travail, l'art dans le travail ; l'habitation de l'ouvrier, l'instruction spéciale technologique ; la mutualité, la circulation, les coalitions et les grèves, enfin les expositions constituent un appareil scientifique du travail et de la production très-important au premier aspect, très-compliqué même, mais qu'il est aisé de décomposer et d'expliquer.

Hygiène. — Le groupe des conférences sur l'hygiène comprend sept leçons.

Le docteur Bouchardat, membre de l'Académie de médecine, a fait trois conférences : sur *l'Hygiène de la convalescence*, sur *l'Hygiène de Paris*, et sur *les Dangers, pour les ouvriers, des préparations de plomb et les précautions à prendre pour s'en préserver.*

M. Payen, membre de l'Institut, a traité de *l'Hygiène de l'alimentation de l'homme.*

Le docteur Laborie, médecin en chef de l'Asile Impérial, a fait trois conférences : sur *l'Histoire de l'Hygiène et l'Anatomie générale du corps humain*, sur *la Digestion et l'Alcoolisme,* et sur *l'Hygiène de la vue.*

Avec de tels maîtres et de tels sujets, l'enseignement de l'hygiène devait offrir un puissant intérêt. La capitale venait de traverser deux périodes cholériques qui avaient fait des vides sensibles dans les rangs de la population et fourni à la science une douloureuse occasion d'observer, avec une nouvelle attention et un infatigable dévouement, les caractères de l'épidémie. Il est résulté des observations des médecins et des administrateurs de la cité, que les règles de l'hygiène exerçaient une action préservatrice presque souveraine, et que c'est pour les avoir méconnues que bien des malades ont succombé.

Dans la vie du travailleur aux prises avec

des professions malsaines par elles-mêmes, ou des travaux qui exigent une grande dépense de forces, qui provoquent la transpiration, chargent l'air qu'il respire de poussière ou d'émanations toxiques, les questions d'hygiène, de précautions à prendre pour protéger et conserver la santé, ont une importance majeure.

Elles sont d'une application immédiate pour les convalescents qui forment la population de l'Asile Impérial, et les leçons sur l'hygiène ont pour eux une utilité pratique dont ils ne peuvent manquer de sentir tout le prix. La Commission fera donc tous ses efforts pour multiplier le nombre des conférences de cette catégorie.

Sciences. — Les sciences proprement dites et, parmi elles, les sciences naturelles, la zoologie, la géologie, la chimie, la physique et la cosmographie, ont en France de nombreux adeptes dont les noms et les travaux sont cosmopolites. Tous ceux à qui la Commission des conférences a adressé un appel ont mis le plus généreux empressement à y répondre et à payer le tribut de leur savoir à l'œuvre de l'Impératrice.

On s'est d'abord demandé quel rôle pouvait être réservé aux sciences devant un auditoire formé, en grande majorité, de personnes peu cultivées et étrangères aux premières notions scientifiques? — et plus d'un doute s'est élevé en réponse à la question. Au fond, le problème était moins embarrassant qu'on ne l'avait d'abord supposé. Les hommes vivent au milieu des œuvres de la science et de la nature ; ils s'en servent, les voient ou les admirent, sans les comprendre ; mais lorsque une analyse simple, lucide, vient leur en démontrer les causes et les effets, ils en ressentent le plaisir et la satisfaction que donne l'aspect d'un nouvel horizon, où la vue s'étend à l'aise sur des beautés de la nature inconnues jusqu'alors.

Neuf professeurs ont parlé sur des questions scientifiques.

M. Daubrée, membre de l'Institut, professeur au Muséum, a fait une conférence sur *la Chaleur du globe*, et une sur *la Mer et les Continents, et leur lien de parenté*.

M. de Quatrefages, membre de l'Institut, professeur au Muséum, a fait trois conférences sur : *le Ver à soie*, *la Race nègre* et *l'Histoire naturelle de l'Homme* (*unité de l'espèce humaine*).

M. Delaunay, membre de l'Institut, professeur au collége de France, a parlé sur *les Jours et les Saisons*.

M. Boutan, proviseur du lycée Saint-Louis, a traité successivement, dans deux leçons, de *l'Air et du Feu* et de *l'Électricité dans la nature*.

M. Hément, professeur à l'École Turgot, a fait quatre conférences : sur *les infiniments grands*, sur *les infiniments petits*, sur *l'His-*

toire d'un morceau de Charbon, et sur *la Machine au point de vue de la mécanique.*

M. Ernest Morin, professeur au collége Chaptal et à l'École Turgot, a fait une leçon sur *la Géographie physique de la France.*

M. Guébhart, ingénieur des chemins de fer de l'Est, a traité de *la Lumière électrique* et *des Appareils électriques.*

M. Saint-Edme, préparateur au Conservatoire des arts et métiers, a fait deux conférences : l'une sur *la Télégraphie électrique* et l'autre sur *la Photographie au point de vue de l'art et de l'industrie.*

M. Simonin a fait une leçon sur *les Pierres précieuses*, considérées au point de vue du travail créé par les industries qui s'y rattachent.

Morale et Instruction. — La morale et l'instruction proprement dite ont pris dans nos leçons une place distinguée, sous les auspices de quelques moralistes émérites qui siégent à l'Institut ou dans les grandes institutions scolaires de la capitale.

Ces deux branches d'enseignement forment un quatrième groupe de conférences.

M. Egger, membre de l'Institut, a fait une étude sur *un ménage d'autrefois au point de vue de la morale et de l'économie domestique.*

M. Martelet, professeur à l'École centrale, a fait une conférence sur les *Bibliothèques populaires.*

M. Waddington, membre correspondant de l'Institut, professeur au lycée Saint-Louis, a fait trois conférences sur *les Préjugés populaires*, sur *les Devoirs de l'homme envers lui-même* et *sur l'amour des lois.*

M. Worms, avocat à la Cour impériale de Paris, a fait une leçon sur *le Mariage.*

Biographie et Histoire.—La biographie et l'histoire ont fourni, après l'économie sociale et les sciences, le plus grand nombre de sujets de conférences. L'étendue et l'infinie variété de la matière expliquent cette circonstance. Les conférences de ce groupe sont au nombre de dix.

M. Payen a fait *l'Histoire de l'éclairage.*

M. Martelet a fait la Biographie de *Bernard Palissy* et de *Richard Lenoir.*

M. Charlton, sous-chef de bureau à la préfecture de la Seine, a fait deux études: sur *Christophe Colomb,* et sur *la Céramique comme art et comme industrie.*

M. Comberousse, professeur à l'Ecole centrale et à l'École Chaptal, a fait une conférence sur les *grands Ingénieurs.*

M. Gérardin, professeur au lycée Saint-Louis, a fait une conférence intitulée: *l'Honnête homme dans Drouot.*

M. Leclert, ingénieur de la marine, a exposé les diverses transformations de la marine dans une leçon intitulée : *la Voile, la Vapeur et l'Hélice.*

M. Pompée, directeur de l'école professionnelle d'Ivry, a donné une étude sur *l'Histoire de l'éclairage,* et une sur les *Instituteurs populaires.*

M. de Lapommeraye, chef du service des

pétitions au Sénat, a donné la biographie de *Franklin*.

Littérature et Droit usuel.—Nous arrivons maintenant aux deux derniers groupes, celui des *Conférences militaires* et celui des conférences de droit usuel. Le premier ne comprend que *deux lectures* faites par M. Samson, professeur au Conservatoire impérial de musique et de déclamation, et le second est limité à une leçon sur l'*histoire du Code Napoléon* par M. Prat, avocat à la Cour impériale de Paris.

Le spirituel pensionnaire de la Comédie-Française a tenu à apporter à l'œuvre de l'Impératrice le concours de son art et de ses connaissances littéraires. Il avait choisi pour sujet de ses lectures son grand maître Molière, et l'immortel Fabuliste, dont tous les Français bégayent le nom dès leur enfance. Artiste et poëte, M. Samson était bien qualifié pour les interpréter.

La leçon de M. Prat a été le tableau du mouvement législatif de la France depuis les temps historiques jusqu'au jour, où, ramenant dans sa puissante main tous les fils de l'histoire, brisés par l'orage de 89, Napoléon Ier a reconstitué l'édifice des lois sur le principe de l'unité et de l'égalité.

La publication de toutes ces conférences serait incontestablement fort désirable, mais elle n'a pas été jugée possible. Malgré le désir de la Commission de donner à ses collaborateurs une juste satisfaction, elle a dû laisser à l'éditeur une certaine latitude dans le choix des manuscrits. Chaque leçon publiée est tirée à 5,000 exemplaires et répandue dans toute la France par la voie de la librairie, des gares de chemins de fer et du colportage. Il est aisé de se rendre compte du développement qu'a déjà pris la publication, même avec un choix restreint de conférences, et de celui qu'elle doit prendre avec la continuation de notre enseignement.

Les conférences publiées jusqu'à ce jour sont les suivantes :

Aucoc, *Notions sur l'histoire des Voies de communication ;*

Baudrillart, de l'Institut, *Vie de Jacquart ; —Luxe et Travail ;*

Comberousse (Ch. de), *les grands Ingénieurs ;*

Daubrée, de l'Institut, *la Chaleur Intérieure du globe ;*

Duval (Jules), *des Sociétés coopératives ;*

Egger, de l'Institut, *le Papier dans l'antiquité et dans les temps modernes ;*

Leclert (Emile), *la Voile, la Vapeur et l'Hélice ;*

Levasseur, *la Prévoyance et l'Épargne ;*

Menu de Saint-Mesmin, *l'Ouvrier autrefois et aujourd'hui ;*

Payen, de l'Institut, *l'Éclairage au gaz ;*

Perdonnet, *les Chemins de fer ; l'Utilité de l'instruction pour le peuple ;*

Quatrefages (de), de l'Institut, *le Ver à soie ;*

Simonin, *le Mineur de Californie ;*

Waddington (Ch.), *des Erreurs et des préjugés populaires ;*

Wolowski, de l'Institut, *Notions générales d'économie politique ; — de la Monnaie.*

D'autres sont sous presse, savoir :

Baudrillart, *l'Argent et ses Critiques ; la Propriété ;*

Boutan, *l'Air et le Feu ;*

Daubrée, *la Mer et les Continents ;*

Egger, *un Ménage d'autrefois ; (leçon d'économie domestique) ;*

Hément (Félix), *les Cours d'eau ;*

Lapommeraye (de), *les Sociétés de secours mutuels ;*

Lavollée, *les Expositions universelles et l'Exposition de* 1867 :

Levasseur, *Intelligence et Matière ;*

Morin (Ernest), *le Génie et les Richesses de la France ;*

Quatrefages (de), *l'Unité de l'espèce humaine ;*

Simonin, *les Cités ouvrières ;*

Worms, *le Mariage.*

Enfin, M. Reboul, le directeur de l'Asile Impérial, a fourni sur l'établissement et les conférences une notice destinée à servir d'introduction à la publication.

Nous touchons au terme de notre tâche. Toutefois, ce travail manquerait d'une de ses conclusions essentielles, et conséquemment attendues, s'il ne s'expliquait pas sur l'accueil que les ouvriers ont fait aux conférences et sur le bien qu'elles ont produit parmi eux.

Il y a deux parts à faire dans la réponse : la première concerne la somme d'instruction que les auditeurs ont retirée des entretiens, et la seconde l'appréciation qu'ils ont faite de l'institution.

S'il s'agit d'instruction positive, de notions constituant un ensemble, dont les ouvriers puissent faire l'application à leur travail, qui leur aient révélé des moyens professionnels nouveaux, immédiatement utilisables pour l'augmentation du produit de leur travail quotidien, nous pensons qu'il y aurait témérité à attribuer aux monographies un effet de ce genre : des cours seuls, méthodiquement développés, pourraient produire ce résultat. Les conférences ont pour objet de donner aux ouvriers le goût de l'instruction et de la lecture, d'imprimer à leurs idées un cours plus élevé, de les animer de sentiments plus en harmonie avec leurs devoirs de famille, de les engager à puiser aux sources fécondes d'enseignement établies dans tous les quartiers de Paris ; ou, si l'âge et la routine les ont immobilisés dans de tristes habitudes, à nourrir pour leurs enfants une plus noble ambition que celle dont ils se sont contentés pour eux-mêmes. Il faudrait désespérer de l'avenir de la civilisation nationale, si l'on opposait un doute opiniâtre aux efforts tentés pour réveiller les intelligences, pour leur ouvrir des voies meilleures et pour les mettre aux prises avec les questions sociales ou autres qui s'agitent de tous côtés au bénéfice du travail, de l'ordre et de la moralisation. Le bien est difficile à faire, nous en convenons, mais c'est déjà beaucoup de l'aimer; c'est encore plus de le tenter et de pouvoir invoquer de si puissantes raisons pour conquérir les sympathies publiques à ces essais.

En ce qui concerne l'appréciation de l'œuvre, les ouvriers assistent en grand nombre aux conférences. Ils suivent chaque leçon avec une attention soutenue, et ils témoignent du plaisir qu'ils y trouvent et de l'intérêt qu'ils y apportent par de chaleureux applaudissements. Il est à remarquer, du reste, que les auditeurs voient dans le soin que les professeurs mettent dans leur enseignement, une preuve de bienveillance à leur égard, et qu'ils y sont sensibles. Leur esprit, sans être cultivé, ne manque ni de pénétration ni d'élan ; mais l'orateur doit s'efforcer d'autant plus de donner à sa parole de l'ampleur, de la clarté et de la précision, qu'elle s'adresse à une population dont l'instruction préparatoire est plus imparfaite et l'attention plus difficile à captiver et à soutenir. Il s'agit de l'intéresser en l'instruisant, et ce n'est pas chose aisée, surtout à la suite des maladies aiguës qui laissent après elles de la fatigue de corps et de tête. Nous sommes heureux de le reconnaître : des hommes d'un savoir étendu, solide, épris de la science et prêtant à ses enseignements les ressources de l'éloquence, éprouvaient, en abordant la chaire de l'Asile, cette bonne émotion qu'excite l'apparition d'une difficulté à vaincre.

Il y avait une épreuve à faire pour constater l'impression laissée par les conférences. Le directeur l'a tentée ; il a demandé des notes aux auditeurs, et plusieurs d'entre eux en ont fourni que n'aurait point désavouées un auditoire classique. Ce résultat était d'autant plus significatif, que l'installation de la salle des conférences n'est nullement disposée pour un travail de plume. Les rédacteurs de ces notes n'ont pu les écrire qu'après la séance et de mémoire.

Les conférences ont donc réussi dans la mesure des espérances qu'elles avaient fait naître. L'Institut, les facultés, les lycées, les écoles professionnelles, les associations libres et la grande industrie ont répondu à l'appel de la Commission et fourni leur contingent au personnel distingué qui a accepté la tâche d'occuper la chaire de l'Asile Impérial. Leurs leçons sont suivies et écoutées. La maison Hachette a pris l'engagement de publier les conférences populaires qu'elle jugerait les plus utiles. Déjà, par ses soins, près de cent mille petits volumes, portant les noms les plus honorables et renfermant des monographies du plus haut intérêt pour les lecteurs de toutes les conditions, sont répandus dans toutes les parties de la France et vont grossir le catalogue des bibliothèques communales.

Nous pouvons donc affirmer, sans présomption, que les conférences de l'Asile Impérial de Vincennes, fondées par l'Impératrice, constituent une véritable institution, d'une nature particulière, digne d'autant d'intérêt que de reconnaissance. S'adressant à des ouvriers que les vicissitudes de la santé réunissent sous le toit hospitalier créé par l'empereur Napoléon III, en faveur des convalescents de Paris et du département de la Seine, elles s'attachent à éclairer les points de doctrine sociale les plus menacés par les préventions issues de nos luttes et de l'esprit de système; elles sèment des principes vrais, pour assurer aux générations futures de travailleurs les bénéfices d'une instruction plus étendue et plus solide.

Rien n'a été négligé pour réaliser la pensée de l'auguste Fondatrice des conférences, c'est-à-dire pour éclairer les esprits, pour les pénétrer de l'amour du travail et de l'instruction, pour faire de la famille le pivot de tous les efforts de l'ouvrier, pour substituer des idées saines, des notions justes, au préjugé et à l'erreur.

Nous sommes, monsieur le Ministre, avec un profond respect,

De Votre Excellence,

Les très-humbles et très-obéissants serviteurs,

Le président de la Commission,
Ph. de Bosredon.

Le rapporteur,
Reboul.

Les membres de la Commission, Ch. Robert, Boivin, Boyer de Sainte-Suzanne (baron de), Bucquet, Perdonnet, Piétri, Martelet, Marguerin, E. Menu de Saint-Mesmin. — *Le secrétaire*, Le Loup de Sancy.

Paris, 31 mars 1867.

www.ingramcontent.com/pod-product-compliance
Ingram Content Group UK Ltd.
Pitfield, Milton Keynes, MK11 3LW, UK
UKHW020948220726
13924UKWH00002B/565

9 782019 948849